CATÉCHISME FRANÇAIS

A L'USAGE

DES ÉCOLES PRIMAIRES

CATÉCHISME FRANÇAIS

OU

PRINCIPES DE PHILOSOPHIE

DE MORALE ET DE POLITIQUE RÉPUBLICAINE

A L'USAGE

DES ÉCOLES PRIMAIRES

PAR

LA CHABEAUSSIÈRE

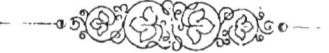

PARIS

IMPRIMERIE DE H. FOURNIER ET Cⁱᵉ
RUE SAINT-BENOIT, 7

1846

La décision du jury des livres élémentaires, confirmée par le comité d'instruction publique de la Convention nationale, a passé en résolution au Conseil des Cinq-Cents, sur le rapport du représentant Lakanal, membre de la commission chargée de l'examen; et depuis en loi par la sanction du Conseil des Anciens, sur le rapport du représentant Barbé-Marbois. C'est d'après cette loi du 6 germinal que le Catéchisme français a été reconnu devoir être mis au nombre des livres d'éducation à l'usage des écoles primaires.

CATÉCHISME FRANÇAIS

QUI ÊTES-VOUS ?

Homme libre, français, républicain par choix ;
Né pour aimer mon frère et servir ma patrie,
Vivre de mon travail ou de mon industrie,
Abhorrer l'esclavage et me soumettre aux lois.

QUI VOUS A CRÉÉ ?

Celui dont le pouvoir a tout fait en tout lieu,
Le ciel, les éléments, les animaux, les hommes,
Les astres, la lumière, et le globe où nous sommes :
J'y crois en l'admirant, et je l'appelle Dieu.

QU'EST-CE QUE DIEU ?

Je ne sais ce qu'il est ; mais je vois son ouvrage :
Tout à mes yeux surpris annonce sa grandeur ;
Mon esprit trop borné n'en peut tracer l'image ;
Il échappe à mes sens, mais il parle à mon cœur.

COMMENT FAUT-IL HONORER DIEU?

L'ordre de l'univers atteste sa puissance ;
Tout est pour les humains ou merveille ou bienfait.
Son culte est le respect et la reconnaissance ;
L'hommage qu'il préfère est le bien que l'on fait.

QU'EST-CE QUE LA VIE?

Chaque pas du berceau nous conduit au cercueil ;
C'est la route prescrite : on y voit maint écueil.
L'homme qui la parcourt d'un œil sûr, d'un pas ferme,
En embellit l'espace, et n'en craint pas le terme.

QU'EST-CE QUE LE CERCUEIL OU LA MORT?

Le repos des douleurs, le seuil d'une autre vie ;
Un instant que craint seul l'homme lâche ou pervers ;
Désirable, s'il sauve ou l'opprobre ou les fers ;
Glorieux, s'il devient utile à la patrie.

QU'EST-CE QUE L'AME?

Je n'en sais rien ; je sais que je sens, que je pense,
Que je veux, que j'agis, que je me ressouviens ;
Qu'il est un être en moi qui hors de moi s'élance ;
Mais j'ignore où je vais, et ne sais d'où je viens.

L'AME EST-ELLE IMMORTELLE?

Tout change sans périr ; l'ame est donc immortelle.
L'ame survit entière au corps décomposé :
J'en ressens le désir ; Dieu m'eût-il abusé ?
Pour si tôt la détruire eût-il tant fait pour elle ?

QUEL EST LE SORT QUI NOUS ATTEND APRÈS LA MORT?

Des prix pour la vertu, des peines pour le crime!
C'est le frein du méchant, l'espoir du malheureux,
La consolation du juste qu'on opprime.
Espérons dans le doute, et soyons vertueux.

QU'EST-CE QUE LA VERTU?

Remplir tous ses devoirs, craindre et fuir tous les vices,
N'est point encore assez pour le bon citoyen :
En faisant ce qu'on doit on est homme de bien ;
Mais on n'est vertueux que par des sacrifices.

COMMENT UN SACRIFICE EST-IL MÉRITOIRE?

S'il sert à la patrie, à la société ;
Toute œuvre, sans ce but, est une œuvre stérile :
Pour être vertueux, servons l'humanité ;
Le sacrifice est nul quand il n'est pas utile.

COMMENT DISTINGUER LE BIEN ET LE MAL?

Dieu mit, pour diriger notre inexpérience,
Près de nos sens grossiers un sens plus délicat ;
Il suit nos mouvements, les guide ou les combat :
C'est la *raison* qui parle à notre *conscience*.

QU'EST-CE QUE LA CONSCIENCE?

C'est cette voix secrète et cet instinct suprême
Qui de la volonté précède et suit l'effet.
Qui l'écoute est toujours en paix avec lui-même ;
Et qui veut le tromper y trouve son arrêt.

N'AVONS-NOUS PAS DES PASSIONS? QUELLE EN EST LA SOURCE?

Le plaisir, la douleur, la crainte et l'espérance
Sont les instigateurs de tous nos mouvements ;
Leur borne est la raison, leur frein la tempérance :
Au delà c'est désordre; ils deviennent tourments.

N'EST-CE PAS DIEU QUI NOUS DONNA NOS PASSIONS?

Oui, pour notre salut, Dieu nous donna sans doute
Le désir d'être heureux, la crainte de souffrir :
Mais un faux bien qu'on aime, un faux mal qu'on redoute,
Nous en ferment la voie au lieu de nous l'ouvrir.

COMMENT DÉFINISSEZ-VOUS LES PASSIONS?

La révolte des sens, d'immodérés désirs
Du feu céleste en nous obscurcissant la flamme,
Détruisant, en tyrans, la liberté de l'âme,
Et menant aux regrets par l'appât des plaisirs.

POURQUOI L'ÊTRE SUPRÊME MIT-IL EN NOUS LES PASSIONS AUPRÈS DE LA RAISON?

D'un char à deux coursiers l'âme est comme le guide ;
L'un est paisible et doux, l'autre vif et fougueux ;
L'un attend l'aiguillon, l'autre appelle la bride ;
L'un a besoin de l'autre, et le char de tous deux.

N'EUT-IL PAS MIEUX VALU NE PAS NOUS DONNER DE SI GRANDS ENNEMIS?

S'il fit mes ennemis, il les fit pour ma gloire :
Pour les vaincre, il m'a mis les armes à la main ;
Si je sais m'en servir, le triomphe est certain.
Le péril du combat embellit la victoire.

COMMENT ÉVITER LES SURPRISES?

La raison fait toujours exacte sentinelle :
A son premier appel armons-nous aussitôt ;
Signalons le tyran, frappons-le au premier mot,
Et de peur d'incendie étouffons l'étincelle.

QUELLES SONT LES VERTUS PRINCIPALES?

Soyons justes, prudents, tempérants, courageux ;
De ces quatre vertus naîtront toutes les nôtres ;
De la société l'une affermit les nœuds,
Le bonheur personnel est le prix des trois autres.

QUELS SONT LES VICES OPPOSÉS AUX QUATRE VERTUS PRINCIPALES? QUEL EN EST LE DANGER?

La haine universelle attend l'iniquité ;
Le malheur est souvent le fruit de l'imprudence ;
Les douleurs et la mort suivent l'intempérance,
Et le mépris public poursuit la lâcheté.

QUE PRESCRIT LA JUSTICE?

Ne fais à nul mortel ce que tu crains pour toi ;
Religieusement garde toujours ta foi ;
Sois bienfaisant par goût, sans vouloir le paraître ;
Ne crois point aux ingrats, et garde-toi de l'être.

A QUOI SERT LA PRUDENCE?

La prudence avertit, fait prévoir et choisir,
Affaiblit les dangers, prépare les ressources,
Maîtrise les hasards, en démêle les sources,
Garantit le présent et fonde l'avenir.

QU'EST-CE QUE LA TEMPÉRANCE ?

Savoir régler ses goûts, modérer ses besoins.
Qui fuit l'excès, jouit et mieux, et davantage :
Le plus sage est celui qui désire le moins ;
L'abus même du bien en corromprait l'usage.

QU'EST-CE QUE LE COURAGE ?

Ce n'est ni la froideur ni la témérité :
Mais bravons de sang-froid un danger nécessaire ;
Supportons les revers avec tranquillité :
Savoir les dominer, c'est presque s'y soustraire.

QUELS SONT LES VICES PRINCIPAUX OU NOUS ENTRAINENT NOS PASSIONS ?

La colère, l'orgueil, l'avarice et l'envie,
Faux calculs de l'esprit, écarts de la raison.
Il en est deux plus vils par leur combinaison :
Ce sont ceux du mensonge et de l'hypocrisie.

LE MENSONGE EST DONC UN GRAND MAL ?

Le menteur s'avilit et renonce à l'estime :
On ne croit plus quiconque a menti plusieurs fois.
A la vérité seule on doit prêter sa voix ;
Tout mensonge est un tort; et s'il nuit, c'est un crime.

QU'EST-CE QUE L'HYPOCRISIE ?

De la corruption c'est le degré suprême,
Qui prend, pour se masquer, les dehors des vertus ;
Mais tôt ou tard il perce et se trahit lui-même.
L'art de masquer le vice est un vice de plus.

QU'EST-CE QUE LA COLÈRE ?

La colère est l'accès d'une courte démence :
Il égare l'esprit, fausse le jugement ;
Honteux, s'il est l'effet d'un premier mouvement,
Il devient criminel s'il mène à la vengeance.

QUEL EST L'INCONVÉNIENT ET LE PRÉSERVATIF DE L'ORGUEIL ?

Trop d'estime de soi mène au mépris d'autrui,
Nuit même au vrai mérite, et fait douter de lui.
Le vrai moyen d'atteindre au plus haut point de gloire,
C'est d'y toujours prétendre, et ne jamais s'y croire.

QU'EST-CE QUE L'AVARICE ?

L'avare veut gagner, et c'est pour enfouir :
Dur, chagrin, inquiet, toujours dans les alarmes,
Il vit sans vivre, et meurt sans arracher de larmes.
La soif de posséder détruit l'art de jouir.

QU'EST-CE QUE L'ENVIE ?

De l'émulation distinguez bien l'envie :
L'une admire un succès et veut le surpasser ;
L'autre en fait son poison et voudrait l'effacer ;
L'une mène à la gloire, et l'autre à l'infamie.

LA PARESSE N'EST-ELLE PAS AUSSI UN VICE ?

Dans le corps social chaque membre placé,
S'il n'a part aux travaux, n'a droit aux bénéfices :
La paresse bientôt conduit à tous les vices ;
L'homme oisif est souvent un méchant commencé.

QUELS SONT LES DIFFÉRENTS ÉTATS AUXQUELS L'HOMME EST APPELÉ ; QUE DOIT-IL ÊTRE ?

Bon citoyen, bon fils, bon époux et bon père ;
Titres saints ! trop heureux qui peut tous vous porter !
Que de soins, de devoirs font votre ministère :
C'est en les remplissant qu'il faut vous mériter.

QUELS SONT LES DEVOIRS GÉNÉRAUX DU CITOYEN ?

A son pays on doit ses facultés entières,
Secours aux malheureux, obéissance aux lois,
A ses frères des soins, au monde ses lumières.
Qui trahit ses devoirs perd à l'instant ses droits.

QUELS SONT LES DROITS DU CITOYEN ?

De librement penser, croire, agir, s'exprimer ;
De posséder les fruits que son travail lui donne ;
D'être sûr dans ses biens et sûr dans sa personne,
Et d'opposer sa force à qui veut l'opprimer.

QU'EST-CE QUE LA LIBERTÉ ?

Dieu fit la liberté : c'est son plus bel ouvrage ;
Mais il faut des cœurs purs pour goûter ses bienfaits :
A l'autel des vertus épurons notre hommage,
Adorons-la toujours, ne la souillons jamais.

LA LIBERTÉ DONNE DONC LE DROIT DE TOUT FAIRE ?

La liberté n'est pas ce penchant de nature
De repousser tout frein, de haïr tout pouvoir :
Elle est le droit d'agir comme on doit le vouloir :
La justice est sa règle et la loi sa mesure.

LA PROPRIÉTÉ EST DONC UN DROIT SACRÉ ?

Ne désirons jamais ce que possède un autre ;
Respectons, défendons et sa vie et ses biens.
La sûreté d'autrui nous garantit la nôtre ;
Blesser les droits d'un seul, c'est annuler les siens.

COMMENT LE FAIBLE PEUT-IL RÉSISTER AU PLUS FORT ?

L'Éternel, qui nous fit d'inégale mesure,
Inégaux en talents, en force, en facultés,
Lui-même a réparé ces inégalités,
Et l'ordre social corrige la nature.

COMMENT LA CORRIGE-T-IL ?

Un pacte dont le nœud unit la masse entière,
Du grand nombre au moins grand oppose la barrière ;
Fort de l'appui de tous, le faible, par les lois,
Inégal en moyens devient égal en droits.

QU'EST-CE QUE LA LOI ?

La volonté de tous, la règle universelle,
L'effroi des malfaiteurs, l'appui des innocents.
Respect aux magistrats ses organes puissants !
Sitôt qu'elle a parlé, courbons-nous devant elle.

QU'EST-CE QUE LA CONSTITUTION ?

Le garant de nos droits, de notre volonté,
De nos mœurs, nos devoirs, la règle et la mesure.
Républicains ! veillons pour la conserver pure !
C'est le *palladium* de notre liberté.

QUEL EST LE RÉSUMÉ DES DEVOIRS GÉNÉRAUX DE L'HOMME EN SOCIÉTÉ ?

Crains Dieu, sers ton pays, et chéris ton semblable ;
Respecte le malheur, honore les vieillards ;
Admire les talents et rends hommage aux arts.
Sans l'outrager surtout, plains un frère coupable.

SUFFIT-IL D'ÊTRE ACCUSÉ POUR ÊTRE CRU COUPABLE ?

Le soupçon quelquefois plane sur l'innocence ;
Suspends tout jugement jusqu'à l'arrêt légal :
Ne condamne jamais sur la simple apparence ;
Sois prompt à croire au bien et lent à croire au mal.

QUELLES SONT LES QUALITÉS SOCIALES ET LES OCCUPATIONS QUI DOIVENT DISTINGUER LE BON CITOYEN ?

Être humain, juste et franc ; repousser sans pitié
L'égoïsme, l'intrigue, et toute tyrannie ;
Cultiver avec soin, pour embellir sa vie,
L'amour de son pays, l'étude et l'amitié.

QU'EST-CE QUE L'AMOUR DE SON PAYS OU LE PATRIOTISME ?

Un mouvement sublime, un élan plein de flamme,
Dont le vrai citoyen sent son cœur transporté :
Lui seul fait les héros, exalte, agrandit l'âme ;
C'est l'enfant de l'honneur et de la liberté.

A QUOI SERT L'ÉTUDE ?

L'étude instruit l'enfance, embellit la vieillesse,
Augmente le bonheur, console la détresse ;
Et contre l'ignorance armant la vérité,
Aux piéges de l'erreur oppose sa clarté.

L'IGNORANCE EST DONC NUISIBLE ?

Tous les maux de la terre ont été son ouvrage :
Elle a produit l'oubli, l'abandon de nos droits,
Servi le fanatisme, enfanté l'esclavage,
Dégradé la nature et profané ses lois.

QU'EST-CE QUE L'AMITIÉ ?

Un sentiment fondé sur les plus doux rapports,
Flatteur pour qui l'inspire, heureux pour qui l'éprouve,
Où l'on rend à son tour le charme qu'on y trouve :
L'amitié partagée *est une ame en deux corps.*

QUELS SONT LES DEVOIRS DES ENFANTS ENVERS LES AUTEURS DE LEURS JOURS ?

Docilité, respect, soins et reconnaissance :
Mes enfants pour moi-même en auront à leur tour.
Puis-je autrement payer que par un saint amour
Tous les maux qu'à ma mère a coûtés ma naissance ?

QUELS SONT LES DEVOIRS RÉCIPROQUES DES ÉPOUX ?

Estime mutuelle, égards et complaisance ;
Communauté de soins, de travail, de plaisir ;
Égalité de droits, rapports de confiance :
C'est pour se rendre heureux qu'on a dû se choisir.

QUELS SONT LES DEVOIRS DES PÈRES ET MÈRES ET DES INSTITUTEURS ?

Tracer aux jeunes cœurs les routes du devoir ;
Au civisme, aux vertus y préparer des temples ;
Par la douce amitié tempérer le pouvoir,
Et joindre à ses leçons l'ascendant des exemples.

QUELS SONT LES DEVOIRS DES MAITRES ENVERS LEURS SERVITEURS?

Mon semblable, forcé de me vendre ses soins,
Attend de moi douceur, égards, raison, justice;
Contre un or superflu j'échange un long service:
Dans ce troc inégal, c'est moi qui donne moins.

QUELS SONT CEUX DU SERVITEUR ENVERS SON MAITRE?

Qu'il soit sûr, vigilant, sobre, actif, circonspect:
Aucun devoir n'est vil; le vice seul peut l'être:
Un valet vicieux n'est qu'un esclave abject;
Un serviteur honnête est l'égal d'un bon maître.

www.ingramcontent.com/pod-product-compliance
Lightning Source LLC
Chambersburg PA
CBHW061619040426
42450CB00010B/2565